AF317175

LES CELLULES GÉANTES

existent-elles dans les diverses lésions

DE LA SYPHILIS

———

RECHERCHES HISTOLOGIQUES

PAR

Le Dʳ Jules BORDEREAU

LYON

A. REY & Cⁱᵉ, IMPRIMEURS-ÉDITEURS DE L'UNIVERSITÉ
4, RUE GENTIL, 4

1902

LES CELLULES GÉANTES

existent-elles dans les diverses lésions

DE LA SYPHILIS

RECHERCHES HISTOLOGIQUES

LES CELLULES GÉANTES

existent-elles dans les diverses lésions

DE LA SYPHILIS

RECHERCHES HISTOLOGIQUES

PAR

Le Dʳ Jules BORDEREAU

LYON

A. REY & Cⁱᵉ, IMPRIMEURS-ÉDITEURS DE L'UNIVERSITÉ

4, RUE GENTIL, 4

—

1902

INTRODUCTION

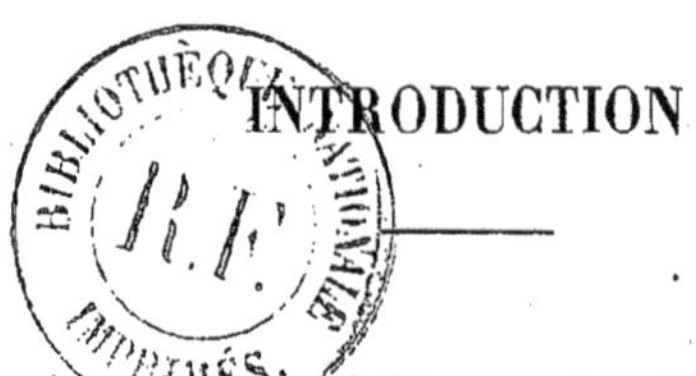

Les lésions de la syphilis sont décrites par les histolo-
gistes d'une manière à peu près identique dans leurs
grandes lignes. Mais il y a quelques points de détail qui
sont encore peu connus et sur lesquels l'accord est loin
d'être fait.

Notre travail a pour but l'étude d'un de ces points :
les cellules géantes dans ces lésions. Nous avons été
frappé, en effet, en parcourant les traités classiques, de
la diversité des opinions émises sur cette question par
les auteurs, qui, tantôt décrivent les cellules géantes soit
dans le chancre, soit dans les papules, soit dans les gommes, tantôt ne les mentionnent pas.

Nous les étudierons successivement :

    1° Dans l'accident primitif;

    2° Dans les accidents secondaires;

    3° Dans les accidents tertiaires.

Nous avons fait nos recherches dans le laboratoire de
M. le professeur Raymond Tripier, qui pendant trois
années nous a fait l'honneur de nous considérer comme
son élève. Nous avons essayé, dans ce travail, pour l'éla-
boration duquel il ne nous a pas ménagé ses conseils,
de nous inspirer de sa méthode et de ses habitudes de

rigueur dans l'observation. Au moment de quitter la Faculté de Lyon, nous tenons à lui dire que nous garderons toujours le souvenir du temps trop court que nous avons passé auprès de lui.

Nous remercions M. le professeur agrégé Devic, qui nous a si souvent témoigné de l'intérêt et à qui nous devons la plus grande partie de nos connaissances en anatomie pathologique macroscopique.

M. le professeur agrégé Paviot nous a initié à l'anatomie pathologique microscopique. Nous n'oublierons jamais les longues conversations que nous avons eues avec lui, dans lesquelles il voulait bien nous traiter non en élève, mais en ami jeune et inexpérimenté qui a besoin d'être conseillé et guidé ; il a toujours su trouver, aux heures d'épreuves, des paroles réconfortantes pour nous encourager.

Nous remercions M. le Dr Carle et notre ami, M. le Dr Paul Meynet, qui nous ont procuré la plus grande partie des pièces qui nous ont été nécessaires pour l'édification de notre thèse.

Enfin, nous remercions également M. le professeur Audry (de Toulouse) qui a bien voulu mettre ses collections à notre disposition et qui nous a permis d'y puiser.

LES CELLULES GÉANTES

existent-elles dans les diverses lésions

DE LA SYPHILIS

RECHERCHES HISTOLOGIQUES

CHAPITRE PREMIER

L'ACCIDENT PRIMITIF

L'accident primitif de la syphilis, comme l'a démontré Rollet, est le chancre infectant ou induré. Il apparaît après une période d'incubation qui peut varier de huit à soixante jours. Il débute tantôt par une papule qui s'étend peu à peu en largeur et en profondeur, tantôt par une excoriation ou une fissure, souvent des plus légères. Dès le début, il se forme à sa surface une pseudo-membrane grisâtre qui recouvre l'érosion ou l'ulcération et qui est assez difficile à détacher. A ce moment on peut déjà apprécier en palpant la base du chancre son induration, qui donne la sensation d'un noyau dur, fibreux, d'autres fois d'une plaque mince, d'un disque de parchemin et qui est le signe pathognomonique du chancre infectant.

La surface ulcérée du chancre sécrète un liquide séreux, transparent ; en dehors, ses bords se continuent directement, sans ressaut, avec la surface cutanée ou muqueuse voisine. Dans son ensemble, le chancre est en saillie, car si son centre est légèrement déprimé ses bords sont beaucoup plus épais et plus saillants que la peau saine avec laquelle ils se continuent.

Il met environ un mois à un mois et demi à se cicatriser et il évolue spontanément vers la guérison ; ce dernier caractère, joint à l'induration et à la remarquable indolence qu'il présente, constituent les signes les plus caractéristiques du chancre syphilitique.

Dans ses *Leçons sur le chancre*, Ricord, faisant l'anatomie pathologique de l'accident primitif, ne mentionne pas les cellules géantes.

Cornil *(Leçons sur la syphilis)*, comparant le lupus et le chancre, donne comme moyen de différencier ces deux lésions, les cellules géantes qui, pour lui, n'existeraient pas dans le chancre et seraient constantes dans le lupus. Il a, dans ce but, excisé et examiné cinq chancres dont il donne l'examen histologique détaillé et dans lesquels il a minutieusement recherché les cellules géantes. Jamais il n'a pu arriver à en voir une seule.

Rindfleisch, dans son *Traité d'anatomie pathologique* (traduction par Gross), décrit le chancre et ne signale pas les cellules géantes parmi les éléments cellulaires qui le constituent.

Mauriac *(Syphilis primitive et secondaire)* signale dans le chancre la présence « de grosses cellules lymphatiques à plusieurs noyaux en voie de prolifération ».

Ziegler *(Anatomie pathologique*, p. 634) dit que
« l'induration du chancre est due à une infiltration de
cellules embryonnaires dans les lacunes du tissu conjonctif. Parfois, il se forme aussi des cellules épithélioïdes et des cellules géantes. Alors l'affection a atteint
l'apogée de son développement ». Une figure de son
livre représente une coupe de chancre induré avec deux
cellules géantes typiques.

Unna *(in « die Histopathologie der Hautkrankheiten »)* étudie longuement et minutieusement les lésions
du chancre. Il n'a jamais vu de cellules géantes dans le
chancre à la période d'état ; mais ayant examiné le nodule induré qui persiste si souvent après la guérison
du chancre, il constata au milieu de tractus cellulaires,
paraissant sur les coupes arrondis ou ovalaires, un très
grand nombre de cellules géantes.

Fournier *(Traité de la syphilis)* considère le chancre
comme formé d'une trame dermique remplie de quelques cellules épithélioïdes, de nombreuses cellules embryonnaires et, très rarement, de cellules géantes.

Cornil et Ranvier *(Traité d'histologie pathologique)*
ne font pas mention de cellules géantes dans le chancre.

Bard, dans son manuel, après avoir dit que l'infiltration embryonnaire du chancre est constituée par de
petites cellules rondes sans protoplasma apparent,
prétend que quelques-unes de ces cellules, plus volu-
mineuses, prennent un aspect épithélioïde et vont
même jusqu'à former des cellules géantes. Ces dernières sont relativement petites, leurs noyaux sont peu
nombreux ; elles ne présentent pas la fermentation
avancée des cellules géantes tuberculeuses.

Hallopeau (*Traité de dermatologie*), reprenant le travail de Unna, dit que les cellules géantes se rencontrent en très grand nombre dans le chancre, mais à la période de cicatrisation seulement.

M. Audry, qui décrit, dans son *Précis des maladies vénériennes*, l'anathomie pathologique du chancre avec beaucoup d'exactitude, ne parle pas des cellules géantes, mais il nous a dit les avoir souvent recherchées et n'en avoir jamais trouvé.

Nos recherches ont porté sur :

Quarante-deux chancres indurés au début de leur évolution ou en pleine évolution.

Quatre chancres indurés datant de trois ou quatre mois et paraissant guéris.

Deux chancres indurés, complètement épidermisés (datant de plus de six mois).

Ces quarante-huit chancres provenaient : quarante-six des organes génitaux, un de la lèvre et un de l'amygdale. Ces deux derniers étaient à la période d'état.

Après durcissement, soit à la gomme, soit aux alcools successifs, xylol et inclusion à la parafine, nous avons fait sur tous ces chancres des séries de coupes au nombre de douze, au moins pour chaque chancre. Ces coupes étaient perpendiculaires à la peau et comprenaient généralement, en même temps que la lésion, un morceau de peau reconnue macroscopiquement saine au moment de l'abrasion du chancre. Elles ont été colorées soit au picrocarmin, soit au bleu de méthylène polychrome de Unna, soit à l'éosine hématoxyline.

Nous avons constaté que, quel que soit le point où il

s'est développé, le chancre présente toujours la même structure : nous avons vu des altérations de l'épiderme, du derme et des vaisseaux ; mais ces altérations diffèrent notablement selon le moment où le chancre étudié a été excisé.

En effet, dès le moment où le chancre syphilitique est diagnostiqué, dès l'instant où le chancre présente de l'induration, on y constate déja des lésions profondes : lésions de l'épiderme qui est épaissi, dont les bourgeons interpapillaires sont allongés et déjà infiltrés d'éléments embryonnaires ; et lésions du derme, qui consistent dans la dissociation de ses faisceaux conjonctifs dont les mailles se remplissent de petites cellules embryonnaires *(Plasmazellen et Mastzellen)*. Toutes ces cellules n'ont qu'un seul noyau et, malgré nos recherches, nous n'avons pas pu voir de cellules géantes. L'infiltration semble au début se manifester surtout autour des vaisseaux qui sont comme le centre des nodules embryonnaires ; mais, dans ces points également, on ne voit pas de cellules géantes. D'après Unna, les vaisseaux, à cette période, seraient déjà frappés d'endartérite par prolifération de leur endothélium ; ils nous ont paru simplement dilatés, sans traces de lésion manifeste.

A la période d'état, on constate des lésions intenses de l'épiderme, du derme et des vaisseaux.

Lorsque le chancre a évolué vers une forme ulcéreuse, on voit, à la limite du chancre, l'épithélium intact monter pendant un certain parcours sur la tuméfaction que constitue l'infiltration embryonnaire. Puis, tout à coup, cet épithélium est comme coupé à à l'emporte-pièce. Mais bien avant que l'épithélium cutané disparaisse, le derme est infiltré par des cellules embryonnaires, qui dépassent les limites de l'ulcération cutanée. Celle-ci ne fait pas une cupule, ou la fait à peine ; au point où cesse l'épithélium, il y a une très légère encoche au-dessus de laquelle continuent souvent à flotter les lamelles cornées les plus superficielles.

Si l'on parcourt la surface de l'ulcération, on voit qu'il y a de petites logettes où les cellules embryonnaires se sont mortifiées. Ces logettes ne vont jamais bien profondément. Dans quelques-unes, il y a de petites hémorragies, mais toujours peu abondantes. Le fait le plus particulier que l'on peut observer lorsqu'on parcourt cette surface, c'est que l'on voit souvent réapparaître en son milieu de petites bandes d'épithélium cutané à peine altéré. D'autre fois on rencontre comme de gros bourgeons interpapillaires formés de cellules nettement malpighiennes et qui plongent au milieu de l'infiltration embryonnaire.

Au surplus, on remarque fréquemment, près de la surface, que les cellules infiltrées dans le feutrage connectif du derme prennent fréquemment un protoplasma abondant et des caractères épithélioïdes. Peut-être sont-ce des vestiges de l'ancien épithélium ? Peut-être les conditions de circulation, de nutrition, de contact avec le milieu extérieur, impriment-elles à ces cellules, voisines de la surface, des caractères qui tendent à les rapprocher de l'épithélium cutané ?

Mais, dans la grande majorité des cas, le chancre n'est pas ulcéreux ; les couches les plus superficielles de l'épiderme sont seules arrachées et détruites ; les couches profondes persistent et présentent des altérations qui vont en augmentant en allant de la profondeur vers la surface : état cavitaire des cellules, dont le protoplasma prend un aspect granuleux, noyaux aplatis et atrophiés ou, au contraire, volumineux et bourgeonnants. Le corps muqueux de Malpighi subit une hypertrophie considérable qui semble dépasser les limites de l'induration ; on le voit envoyer de gros bourgeons qui pénètrent entre les papilles. Ces bourgeons sont le siège d'une infiltration de petites cellules rondes qui, pour Unna et Auspitz, proviendraient des vaisseaux en se frayant un chemin par écartement des cellules épidermiques, tandis que Cornil les fait dériver de la multiplication des noyaux des cellules épidermiques.

Les lésions du derme sont essentiellement constituées par une infiltration énorme de cellules embryonnaires d'origine diverse (cellules épithélioïdes, globules blancs mono- et polynucleaires, Plasmazellen). Ces cellules ne sont pas également réparties dans toute l'étendue de la lésion. Elles ont une tendance à se grouper en amas plus ou moins considérables ; en ces points, on peut les voir serrées les unes contre les autres, sans aucune interposition de fibrilles de tissu conjonctif et se déformant par pression réciproque. Ces amas existent dans le chancre en assez grand nombre et arrivent même sur certaines préparations jusqu'à se toucher les uns les autres. En dehors de ces petits amas et les séparant, on voit les fibrilles du tissu conjonctif du derme s'entre-croiser et s'anastomoser de façon à former un véritable réticulum, qui contient dans ses mailles des cellules embryonnaires très nombreuses.

Nous avons minutieusement étudié, cellule par cellule, l'infiltration du derme pour tâcher d'y trouver des cellules géantes. Les gros amas cellulaires que l'on rencontre au milieu des préparations n'en contiennent pas, et étant donné la densité de l'infiltration, nous ne comprenons pas comment un élément aussi large aurait pu se développer en ces points sans être étouffé par les cellules qui constituent ces amas. Entre les faisceaux conjonctifs du derme qui sont très épaissis, nous avons rencontré par places de petites nappes protoplasmiques, semées de trois ou quatre noyaux, qu'on aurait peut-être pu confondre avec des cellules géantes. Mais l'examen au fort grossissement montrait facilement que ces petits amas avaient la même structure que les amas plus considérables dont nous venons de parler et qu'ils étaient formés par la réunion de quatre ou cinq cellules embryonnaires, dont les contours sont peu nets au faible grossissement. D'ailleurs, là aussi, on peut constater l'extrême densification des tissus : tous les espaces situés entre les faisceaux conjonctifs sont bourrés de petites cellules rondes, se déformant par pression réciproque, si bien que, dans ces points non plus, nous ne pensons pas qu'on pourrait voir se développer des cellules géantes.

A la périphérie du chancre, l'infiltration embryonnaire ne cesse pas brusquement ; les amas de cellules y deviennent plus petits, mais les cellules gardent leurs caractères et, bien que les faisceaux du derme soient plus écartés et que l'infiltration soit moins dense, nous n'avons pas pu y rencontrer une seule cellule géante.

Les capillaires qui rampent dans cette masse embryonnaire sont nombreux et énormes; énormes par leur paroi et non par leur calibre qui est plutôt réduit, mais que nous n'avons jamais vu complètement oblitéré. Les parois de ces capillaires montrent, en effet, des séries concentriques de cellules jeunes qui s'allongent, s'étalent en s'incurvant autour de la lumière du capillaire. Souvent un capillaire paraît de la sorte comme le centre d'un nodule embryonnaire. L'infiltration cellulaire est, en effet, surtout considérable autour des vaisseaux et nous avons cherché les cellules géantes dans ces masses cellulaires périvasculaires; jamais nous n'en avons vu; toutes ces cellules n'ont qu'un seul noyau. Sur certaines préparations, on peut constater que l'infiltration des parois des vaisseaux est particulièrement marquée à la périphérie et qu'il n'y a pas la moindre trace de prolifération de l'endothelium. On peut donc et l'on doit donc admettre pour ces cas un processus de périartérite; mais, dans d'autres cas, le processus endartéritique ne saurait être mis en doute, car on voit très nettement sur des sections, qui ont porté horizontalement sur les vaisseaux, des bourgeons endothéliaux faire saillie dans l'intérieur de leur lumière; ces bourgeons réduisent le calibre du vaisseau soit à une simple fente linéaire, soit à une figure étoilée. Au point de vue chronologique, il nous semble que la périartérite précède l'artérite; car c'est dans les chancres ayant déjà subi un commencement d'évolution cicatricielle, alors que la périartérite tend déjà vers la régression, alors que l'on voit de nombreux trousseaux de tissu fibreux enserrer les cellules embryonnaires qui se raréfient et finissent par disparaître, que l'on rencontre les plus beaux exemples d'endartérite.

Lorsque la cicatrisation complète du chancre est opérée, il persiste pendant longtemps un nodule induré. Lorsqu'on fait des coupes portant sur ce nodule, on constate qu'à ce moment la lésion a complètement changé d'aspect. L'épiderme et la couche superficielle du derme qui étaient, à la période d'état, infiltrés d'éléments embryonnaires excessivement nombreux, ont repris leur structure normale ; et le nodule induré qui persiste dans la profondeur du derme est formé de tractus conjonctifs sclérosés, emprisonnant entre leurs mailles très épaissies des cellules fixes du tissu conjonctif en assez petit nombre. Nous avons recherché dans ce point les cellules géantes qui, au dire d'Unna, s'y trouvent en très grand nombre, il nous a été impossible d'en apercevoir une seule. Les lésions des vaisseaux semblent avoir complètement rétrocédé à ce moment.

En résumé, infiltration embryonnaire dermique, ulcération ou, au contraire, réaction de l'épiderme, forte vascularisation avec endo-et périartérite, tels sont les caractères histologiques du chancre à la période d'état. Le nodule fibreux du derme profond, sans infiltration cellulaire, caractérise le chancre à la période de guérison. En ce qui concerne les cellules géantes, en aucun point de nos préparations nous n'avons pu en voir ; jamais nous n'avons trouvé d'éléments cellulaires multinucléés, de myéloplaxes qui auraient pu en imposer pour une cellule géante. Tous les éléments cellulaires

qui constituent l'infiltration embryonnaire épidermi-
que, dermique et sous-dermique sont des éléments à un
seul noyau.

Nous avons cependant rencontré tout à fait à la partie
profonde du derme des éléments qui, au faible grossissement et lorsque la préparation est colorée au bleu
de méthylène polychrome de Unna pourraient être
confondus avec des cellules géantes. En effet, au milieu
de petites masses isolées, et colorées en bleu clair, on
aperçoit des noyaux qui ont vivement pris la coloration. Ces derniers sont assez nombreux (de huit à dix)
et ne paraissent pas ordonnés en couronne. Mais à un
fort grossissement on peut déjà voir que ces masses
bleues claires qui paraissent formées par une substance
homogène sont en réalité formées de fibrilles accolées
les unes aux autres et contenant entre elles les noyaux.
Enfin, si on examine des coupes colorées au picro-
carmin, on constate que ces petites masses prennent,
sous l'influence de ce réactif une coloration rouge
acajou et qu'alors, même au faible grossissement, elles
ne présentent plus nullement l'aspect des cellules
géantes. Ces amas ne sont pas autre chose que les mus-
cles lisses annexés aux poils et qui ont été coupés per-
pendiculairement à leur axe.

On rencontre encore des éléments qui pourraient être
pris au faible grossissement pour des cellules géantes.
On peut voir, en effet, assez profondément situés et
entourés d'une zone de petites cellules embryonnaires,
de petites masses protoplasmiques contenant de six à
huit noyaux très colorés ; mais au fort grossissement
on reconnaît que l'on a affaire à un capillaire, qui s'est

rétracté sous l'influence du durcissement et dont les cellules endothéliales, gonflées, sont arrivées à se toucher, amenant ainsi, par la présence de leurs noyaux qui se groupent en couronne, une assez grande similitude d'aspect avec les cellules géantes.

En résumé, à la période d'état, le chancre syphilitique est dépourvu de cellules géantes. Cette affirmation est en rapport avec les données que nous tenons de Laulanié (*Étude critique et expérimentale sur les cellules géantes*). Pour lui les Reisenzellen apparaissent dans tous les processus inflammatoires spécifiques ou vulgaires, qui se caractérisent par leur marche paresseuse, procédant d'une irritation continue et peu intense. Mais si cette conception de la cellule géante, considérée comme une réaction cellulaire à un agent irritant dont l'action se produit avec une sorte de modération, est d'accord avec notre affirmation pour refuser au chancre, processus aigu, le droit d'avoir des cellules géantes, elle nous oblige à être moins affirmatif en ce qui concerne le chancre épidermisé qu'on pourrait considérer comme relevant d'un processus chronique.

Néanmoins les deux seuls chancres épidermisés que nous avons examinés en étaient dépourvus.

CHAPITRE II

LES ACCIDENTS SECONDAIRES.

La seule classification rationnelle des lésions secondaires est celle qui repose sur l'examen anatomique, les lésions qui apparaissent les premières n'intéressant que les couches les plus superficielles de la peau et les lésions qui apparaissent les dernières intéressant les couches dermique et sous-dermique. Les premières guérissent sans laisser de traces, les secondes sont généralement suivies de cicatrices.

Cette classification est celle que nous suivrons et nous étudierons successivement les roséoles, les plaques muqueuses, les syphilides papuleuses ; nous terminerons par l'étude de l'adénopathie syphilitique.

Aucun histologiste ne signale les cellules géantes dans les roséoles et dans les plaques muqueuses, nous les avons néanmoins recherchées dans ces lésions et nous avons examiné dans ce but de nombreuses préparations provenant de cinq taches ou macules et de six plaques muqueuses enlevées à des malades en traitement à l'Antiquaille.

Les roséoles, macroscopiquement polymorphes, présentent toutes des lésions histologiques identiques que la superficialité et la fugacité de l'éxanthème pourraient faire croire légères. Il n'en est rien, et nous trouvons dans cette lésion d'apparence si bénigne des altérations déjà très profondes : ce sont d'ailleurs les mêmes que celles déjà décrites à propos du chancre, mais à un degré infiniment moindre. Tout d'abord, on peut constater que les lésions de l'épiderme sont des plus légères ; mais les lésions du derme sont déjà très accentuées : on constate une infiltration diffuse de petites cellules embryonnaires, beaucoup moins intense que celle observée dans le chancre. Ces cellules sont disposées sans ordre apparent entre les faisceaux conjonctifs du derme. Elles n'affectent pas la forme d'amas comme dans l'accident primitif et elles ne sont pas aussi bien groupées autour des vaisseaux que dans les syphilides papuleuses où cette disposition est particulièrement remarquable. Toutes ces cellules n'ont qu'un seul noyau et les auteurs les font dériver soit de la multiplication des cellules fixes du tissu conjonctif, soit des cellules lymphatiques issues des vaisseaux par diapédèse. On ne voit pas de cellules géantes ni de cellules à plusieurs noyaux, quel que soit le point de la préparation où on les cherche. Les vaisseaux sont fortement dilatés et présentent une tuméfaction assez marquée de leur endothélium. Le périthélium est infiltré d'éléments embryonnaires qui affectent la même disposition que dans le chancre primitif.

Contemporaines des roséoles, les plaques muqueuses ou syphilides muqueuses ont les mêmes caractères de polymorphisme macroscopique. Mais, au point de vue microscopique, ces lésions reprennent, elles aussi, leur unité ; du moins en ce qui concerne le derme, car les altérations épithéliales sont susceptibles de variations considérables suivant la forme analysée. C'est ainsi qu'à peine marquées dans les formes érosives, les altérations deviennent maxima dans les formes hypertrophiques. Dans ces dernières formes, on trouve une couche épithéliale très hypertrophiée qui rappelle, en l'exagérant, mais avec une infiltration embryonnaire moins intense, les lésions du chancre dans la forme érosive, les lésions du derme sont les mêmes dans tous les cas observés : on constate une infiltration de cellules embryonnaires entre les faisceaux conjonctifs, infiltration qui est très marquée au niveau de la couche papillaire et qui diminue assez rapidement vers la profondeur. Au niveau du voisinage de l'épiderme, l'infiltration embryonnaire est trop dense pour qu'on puisse voir se développer des cellules géantes ; mais nous pensions qu'on pourrait peut être en trouver dans les parties profondes du derme, car les cellules embryonnaires infiltrées y sont peu nombreuses et les tractus conjonctifs bien écartés. Jamais cependant nous n'en avons vu dans ces points. Les vaisseaux assez difficilement visibles au milieu de cette masse embryonnaire, comme le remarque très justement une note du professeur Hayem dans le *traité de Fournier*, ne paraissent pas très malades ; leur endothélium est légèrement boursouflé, leur périthélium est peu infiltré. L'infiltration qu'on constate à leur pourtour est composée de cellules à un seul noyau et là non plus nous n'avons pu voir de cellules géantes.

Les syphilides papuleuses, en général assez tardives

dans leur apparition sont les manifestations cutanées les plus parfaites de la syphilis secondaire.

Cornil qui, dans ses *Leçons sur la syphilis* fait très minutieusement leur histologie, ne mentionne pas dans ses descriptions les cellules géantes. Nous pouvons donc en conclure qu'il n'en a pas vu.

Maurica et Lesser ne les mentionnent pas non plus.

Unna, dans son livre déjà cité, soutient une opinion contraire ; au milieu des amas de Plasmazellen qui constituent la néoplasie papuleuse, il a rencontré très régulièrement des cellules géantes qui ne se distinguent en rien de celles du lupus. Leur protoplasma est trouble, finement réticulé ; elles sont munies de plusieurs noyaux qui sont diversement disposés. De plus, il a encore trouvé un grand nombre de cellules géantes imparfaites, munies de quatre ou six noyaux, à protoplasma semblable à celui des cellules géantes ; ces cellules seraient, pour lui, des Plasmazellen altérés qui formeraient des cellules géantes en se fusionnant les unes avec les autres. Etudiant en détail l'évolution des papules chez un syphilitique soumis au traitement, à qui il enlevait une papule toutes les semaines, il a vu les cellules géantes persister jusqu'à la période de guérison apparente de la lésion avec tous leurs caractères histologiques.

Fournier, dans la description histologique des papules faites dans son livre par le Dr Balzer, n'apporte pas sur ce point de faits nouveaux. Il se contente de rapporter simplement l'opinion de Unna : « Parmi les cellules embryonnaires se voient des cellules à plusieurs noyaux et même des cellules géantes » Il n'a pas fait de recherches personnelles sur la question. Nous devons encore mentionner une note du professeur Hayem relative à l'examen histologique de deux syphilides papuleuses hypertrophiques dans laquelle les cellules géantes ne sont pas signalées.

Bard, au contraire, estime que les cellules rondes uninuclées existent à peu près seules dans les syphilides secondaires; il n'y aurait guère de cellules épithélioïdes et pas du tout de cellules géantes.

Hallopeau signale les cellules géantes et les cellules conjonctives à noyaux multiples dans les petites papules; il a également rencontré des cellules géantes dans le derme des papules condylomateuses.

M. Audry, dans son manuel, dit qu'il n'a trouvé les cellules géantes parfaitement développées, que très rarement; les cellules géantes avortées, sont plus fréquentes; mais elles manqueraient aussi dans un très grand nombre de cas.

Enfin, dans un article paru dans les *Annales de Dermatologie et de Syphiligraphie* Himmel (de Cazan), publie l'analyse histologique de deux papules syphilitiques. Sur quelques coupes, il a rencontré des cellules géantes, mais en très petit nombre.

Nous avons personnellement examiné vingt-six papules, enlevées chez des syphilitiques en traitement à l'Antiquaille, dans le service de M. le professeur Gailleton. Ces malades, soigneusement examinés, ne présentaient aucune trace de lésions tuberculeuses.

Les papules enlevées étaient à des stades divers de leur évolution : jeunes, à la période d'état, à la période

de régression; il y en avait des petites, des moyennes,
des grosses, des condylomateuses. Elles ont été durcies
soit à la gomme, soit aux alcools successifs, xylol,
inclusion à la parafine. Nos colorations ont été faites
au picro-carmin, au bleu de Unna et à l'éosine hématoxyline. Nous avons examiné au moins douze préparations de chaque pièce.

Nous avons constaté que les lésions les plus particu-
lières à chaque sorte de papules sont celles de l'épiderme. En effet, dans les petites papules, il est à peine
altéré : quelquefois, très légèrement épaissi, d'autre
fois, au contraire, en partie desquamé, les cellules
cornées les plus superficielles faisant seules défaut.
Mais ce que l'on rencontre très constamment, c'est
l'aplatissement des bourgeons interpapillaires ; l'épiderme et le derme sont alors séparés par une ligne
presque droite.

Les grosses papules présentent, du côté de l'épiderme,
les mêmes altérations, en ce qui concerne l'effacement
des bourgeons interpapillaires ; mais, ici, l'épaississe-
ment de l'épiderme semble la règle.

Enfin, dans les papules condylomateuses, les altérations de l'épiderme atteignent leur plus grand développement : la prolifération de l'épiderme et l'hypertrophie des bourgeons interpapillaires sont considérables,
rappelant, en l'exagérant, la disposition que l'on rencontre dans le chancre induré, non ulcéreux.

Du côté du derme, on constate toujours une infiltration plus ou moins intense d'éléments embryonnaires
entre les faisceaux du tissu conjonctif. L'importance

que prennent les vaisseaux dans l'orientation de l'infiltration embryonnaire est ici considérable. En effet, sur
certaines préparations de petites papules où l'infiltration
cellulaire n'est pas très accentuée (il serait impossible
de bien se rendre compte de ce phénomène sur les
grosses papules très infiltrées), on voit nettement que
l'infiltration est exclusivement périvasculaire. Les
coupes présentent, en effet, un certain nombre d'îlots
arrondis, au centre desquels on voit la section d'un
capillaire sanguin. Ces îlots, formés de cellules embryonnaires ordonnées concentriquement par rapport au
vaisseau, sont séparés les unes des autres par de larges
bandes de tissu conjonctif dans lesquels l'infiltration est
nulle ou presque nulle. Cette disposition particulière
dans l'infiltration embryonnaire peut être considérée
comme caractéristique de la petite papule syphilitique.
Elle ne se retrouve pas sur les larges papules ni sur
les papules condylomateuses dont l'infiltration généralisée intense masque l'infiltration localisée au pourtour
des vaisseaux.

Les cellules qui constituent cette infiltration seraient,
d'après Unna, des cellules plasmatiques et des cellules
lymphatiques. Elles sont dans certains point excessivement serrées et se déforment par pression réciproque.
Dans d'autres, elles semblent plus écartées, plus grosses ;
mais ni dans les uns ni dans les autres, nous n'avons
vu de cellules géantes ; nous n'en avons pas vu non plus
entre les faisceaux conjonctifs du derme. En aucun
point et sur aucune préparation nous n'avons pu voir
ces cellules géantes avortées dont parle Unna. Ici,
comme dans le chancre, tous les éléments qui consti-

tuent l'infiltration embryonnaire sont des cellules à un seul noyau.

Mais nous avons rencontré très constamment sur nos préparations des éléments qui ont pu être pris pour des cellules géantes ; dans la partie la plus superficielle du derme, sur les coupes colorées au picro-carmin, on peut voir des masses cellulaires qui, au faible grossissement, rappellent par leur forme et par leur grosseur l'aspect des cellules géantes ; mais au fort grossissement, un examen attentif montre que ces éléments sont formés de cellules épithéliales serrées les unes contre les autres et l'on se rend compte que l'on a affaire à la partie la plus profonde soit d'un follicule pileux, soit d'un bourgeon interpapillaire, intéressé transversalement par une coupe.

Sur d'autres points, plus profondément, au milieu d'une masse de cellules embryonnaires assez nombreuses, on voit au faible grossissement, sur les coupes colorées au picro-carmin, des corpuscules arrondis qui rappellent très bien la forme des cellules géantes ; on peut distinguer une masse protoplasmique granuleuse et une couronne de six à huit noyaux à sa périphérie. Mais, au fort grossissement, on se rend compte que ces éléments ne sont pas des cellules géantes. En effet, lorsqu'on examine attentivement ces éléments, on voit qu'ils semblent faire une cupule et à leur centre, qui paraît être creusé par rapport aux bords, on peut distinguer, très imparfaitement d'ailleurs, au milieu du protoplasma, des noyaux peu visibles. Mais ce qui éclaire sur l'origine de ces éléments, c'est qu'à côté on voit des tubes glandulaires sudoripares qui présentent tous les intermédiaires depuis l'état normal, jusqu'à l'état que nous venons de décrire : la couronne de noyaux bien visible que l'on aperçoit à la périphérie est formée par les noyaux des cellules qui tapissent le conduit sudoripare ; ces dernières, sous l'influence de l'inflammation, se sont gonflées et ont restreint la lumière du canal qui, sur certains points, finit par être complètement oblitérée soit par les cellules qui se trouvent sur le plan inférieur, soit par suite d'une inflexion en ce point du canal glandulaire.

Les vaisseaux, surtout les capillaires superficiels, sont très dilatés ; du côté de leur périthélium, on constate une prolifération active et une infiltration marquée d'éléments embryonnaires ; leur endothélium est gonflé et fait saillie dans la lumière du vaisseau sans jamais toutefois arriver jusqu'à l'oblitérer complètement. Jamais nous n'avons constaté la prolifération des cellules de l'endothélium..

A la période de guérison apparente de la papule, lorsque les taches ont passé du rouge au jaune grisâtre, on rencontre encore une quantité notable de cellules embryonnaires infiltrées dans le derme, mais elles sont néanmoins beaucoup moins nombreuses que dans la première période de leur évolution. De plus, leur groupement autour des vaisseaux est moins net. Elles ont conservé leurs caractères histologiques ; elles n'ont toutes qu'un seul noyau et il est impossible de voir ni cellule géante typique, ni cellule géante avortée. Seules les altérations des vaisseaux ont complètement rétrocédé. On voit donc qu'à cette période la lésion est encore loin d'être parfaitement guérie.

En résumé, sur les vingt-six papules syphilitiques que nous avons examinées, nous n'avons jamais vu une seule cellule géante. Pourtant il n'est pas douteux que, dans certains cas, on peut en rencontrer. Nous avons pu examiner dans le laboratoire de M. le professeur Audry des préparations de dix papules syphilitiques ; nous n'avons rien vu sur neuf ; mais sur une nous avons constaté très nettement, entre les faisceaux conjonctifs du derme très écartés, trois ou quatre grosses cellules géantes typiques avec réaction de cellules épithélioïdes tout autour. Nous n'en avons pas vu au milieu des cellules embryonnaires infiltrées autour des vaisseaux. C'est là le seul cas où nous ayons pu en voir ; soit une proportion de un sur trente-six cas. Elles sont donc excessivement rares.

Il aurait été intéressant de savoir sous quelle influence elles se développent : malheureusement nous n'avons pu avoir aucun renseignement sur le sujet qui était porteur de cette papule ; nous ne savons pas si on doit admettre ici un processus de réaction inflammatoire chronique banal ou un processus de tuberculose se surajoutant au processus syphilitique et produisant dans les points de moindre résistance, c'est-à-dire dans les points où la syphilis a fait des localisations, une lésion de nature tuberculeuse avec cellules géantes.

Les observateurs qui reprendront cette question devront donc pour l'élucider définitivement faire des inoculations avec les productions soumises à leur examen.

Notre ami M. le Dr Gallavardin a eu l'occasion d'examiner histologiquement un cas de pemphigus syphilitique du nonveau-né. Aucune préparation ne présentait de cellules géantes.

L'adénopathie syphilitique.

Les auteurs ne mentionnent pas les cellules géantes dans les ganglions lymphatiques frappés par l'infection syphilitique ; il nous a paru intéressant de les y rechercher cependant, car si le virus syphilitique produit, comme le bacille de la tuberculose, une inflammation avec cellules géantes, nous devons en trouver dans les ganglions syphilitiques comme on en trouve dans les ganglions tuberculeux.

Mais une difficulté se présente et sur laquelle nous insistons fortement : la coexistence de la syphilis et de la tuberculose chez le même individu. Un ganglion enlevé chez un syphilitique peut être un ganglion tuberculeux, car nous savons avec quelle facilité la tuberculose se développe dans les ganglions et, dès lors, il est tout naturel d'y rencontrer des cellules géantes. Nous sommes donc obligés de n'accepter comme réellement et exclusivement syphilitiques que les ganglions enlevés à l'autopsie chez des syphilitiques dont l'intégrité parfaite au point de vue de la tuberculose sera constatée à l'autopsie.

M. Paviot a observé un cas qui montre bien les confusions de ce genre : un homme syphilitique, âgé de trente-quatre ans meurt avec des accidents cardio-rénaux. A l'autopsie, on constate une adénopathie généralisée : les ganglions lombaires, mésentériques, prévertébraux et bronchiques étaient engorgés. On prélève de

tous ces ganglions pour l'examen histologique. Ils con-
tenaient, en très grand nombre, de grosses cellules
géantes avec follicules tuberculeux typiques. Mais le
malade avait une pleurésie droite et, étant donnée la
nature si souvent tuberculeuse de cette affection, on
rattacha la présence des cellules géantes dans les ganglions à la tuberculose et non à la syphilis.

Nous n'avons pas pu faire l'autopsie de syphilitiques
morts avec une adénopathie, mais nous avons pu examiner cinq ganglions de l'aine, enlevés chez des syphilitiques encore porteurs de leur chancre. Ces malades
ont été tout d'abord soigneusement examinés au point
de vue tuberculose. Rien dans leurs antécédents héré-
ditaires collatéraux et personnels; de plus, dans tous
ces cas, le ganglion enlevé était unique et provenait
manifestement de l'infection par le chancre.

A l'examen histologique, ces ganglions présentaient
les mêmes lésions que les adénites aiguës d'origine
quelconque. Sur les coupes, on voyait que les travées
qui partent de la capsule du ganglion et qui, en s'anas-
tomosant, forment le tissu réticulé de la substance
caverneuse étaient épaissies : les cellules endothéliales,
qui revêtent la surface de ces travées, étaient gonflées,
troubles, granuleuses et faisaient saillie dans les
espaces lymphatiques. Ces derniers étaient distendus
et remplis par une énorme quantité de petites cellules
rondes, à un seul noyau ; jamais nous n'avons vu une
seule cellule géante.

Nos recherches, sur ce point, se sont bornées là.
Mais nous rappelons que toute observation avec examen histologique et dans laquelle les cellules géantes

seront signalées, sans qu'on ait spécifié que le sujet porteur des ganglions, était parfaitement indemne de tuberculose, doit être considérée comme n'étant pas démonstrative.

CHAPITRE III

PÉRIODE TERTIAIRE

La période tertiaire de la syphilis est, comme le dit
Fournier, une étape morbide qui fait suite chronologi-
quement à l'étape dite secondaire et qui a pour caractère de se traduire par un ordre spécial de lésions de
modalité hyperplasique, aboutissant soit à la sclérose,
soit à la gomme.

Nous distinguerons les lésions tertiaires en tertiaires
externes et tertiaires internes. Si les premières ont été
de tout temps rattachées à la syphilis, les secondes
n'ont vu leur véritable étiologie éclaircie qu'il y a à
peine une trentaine d'années et Grisolle, il y a environ
quarante ans niait encore l'origine syphilitique du foie
ficelé.

Le principal caractère de la syphilis tertiaire est la
diversité de ses manifestations. Ce polymorphisme est
attesté par la statistique que publie Fournier dans son
traité et qui porte sur cinq mille sept cent-soixante-
deux cas observés. On y rencontre en effet, les affections en apparence les plus diverses : mal de Bright,
tabes, phtisie laryngée, etc., si bien que deux malades
atteints de syphilis tertiaire peuvent se présenter avec

des complexus symptomatiques radicalement différents.

Mais si, cliniquement, le tertiarisme est complexe, au point de vue anatomo-pathologique il est simple, car il évolue toujours comme nous venons de le voir vers la gomme et la sclérose.

Dans son *Traité d'anatomie pathologique*, Lánceraux ne mentionne pas les cellules géantes dans les gommes. Nous avons trouvé dans son livre deux figures représentant une coupe d'une nodosité gommeuse sous-cutanée et une coupe d'une ostéopériostite gommeuse. Ces deux figures ne contiennent pas de cellules géantes.

Cornil, dans ses leçons, ne mentionne pas les cellules géantes dans son étude sur les gommes du foie. A propos de la syphilis du poumon, il cite le cas de Malassez qui a trouvé dans une gomme du poumon des cellules géantes ; mais il ne produit pas d'observations personnelles. Il distingue la syphilis cérébrale du tubercule du cerveau ; il a trouvé des cellules géantes dans ce dernier ; mais il ne dit pas s'il en a trouvé dans les gommes.

Rindfleisch a vu des cellules géantes dans les petites gommes du foie et dans les gommes du testicule ; à propos de la syphilis du poumon, il publie l'observation de Malassez (déjà citée par Cornil). Dans la description de la syphilis du cerveau, du cœur et des reins, il ne mentionne pas la présence des cellules géantes.

Dans sa description générale des gommes, Mauriac ne parle pas des cellules géantes ; mais à propos d'une note sur un cas de syphilo-dermie, il donne l'avis sur la question du professeur Thomasso de Amicis[1]. Cet

---

[1] *La cellula gigante ed i prodotti syphilitici.*

auteur estime que MM. Bizzozero, Köster, Griffini,
Brodowski, Baumgarten, Colomiatti, Browiz etc., ont
mis hors de doute l'existence des cellules géantes dans
les ulcérations tardives de la syphilis cutanée, et dans
les altérations syphilitiques des parenchymes : orchite,
hépatite gommeuse, gommes des poumons, méningite
syphilitique.

Marfan et Toupet ne les mentionnent pas dans leur
étude sur les gommes syphilitiques.

Oscar Israël, dans son *Histologie pathologique*, figure
trois coupes de syphilis hépatique. Sur une de ces
coupes, on voit un nodule gommeux constitué par la
réunion de plusieurs nodules élémentaires ; quelques-
uns de ces nodules présentent chacun une cellule
géante. Le dessin figuré est emprunté à la thèse de
Hudelo.

Lesser (de Leipsig), dans son *Traité des affections
cutanées*, ne mentionne pas les cellules géantes dans
les gommes.

Unna, qui n'a étudié dans son livre que les gommes
de la peau, signale les cellules géantes autour des
foyers de caséification. D'après lui, elles seraient identiques à celles que l'on rencontre dans le lupus.

Dans le *Traité de la syphilis* de Fournier, nous avons
trouvé signalé quelques rares cellules géantes dans
les gommes ; une note de Darier, sur la structure des
gommes vraies, dit que l'on peut y rencontrer des cellules géantes, mais qu'elles y sont extrêmement peu
abondantes.

Letulle *(Anatomie pathologique*, 1897) a trouvé
dans les gommes du poumon, au milieu du tissu fibroïde

qui entoure la production caséifiée, mais beaucoup plus
rares que dans les lésions tuberculeuses, quelques
cellules géantes. Cependant, quelques pages plus loin, il
déclare que la gomme du poumon en est habituelle-
ment dépourvue.

Bard estime que les cellules conjonctives proliférées
qui forment les gommes subissent une fermentation
caséeuse d'un type spécial, mais qu'elles ne forment pas
de cellules épithélioïdes, ni de cellules géantes; ou
tout au moins que ces éléments y sont extrêmement
rares.

Hallopeau, dans son *Traité de dermatologie* ne s'oc-
cupe que des lésions de la peau, il signale les cellules
géantes d'abord dans le tubercule syphilitique, puis
dans les gommes sous-cutanées où leur nombre est en
général peu élevé.

Durck dans son *Manuel d'histologie pathologique*
(édition française par Gouget) figure un assez grand
nombre de coupes histologiques relatives à des lésions
syphilitiques les plus diverses : syphilis acquise et
syphilis héréditaire. Nous y avons remarqué des coupes :
de syphilis du poumon : pneumonie blanche et pneumonie interstitielle indurée dans la syphilis héréditaire,
de syphilis du foie : hépatite gommeuse récente dans
la syphilis acquise, grosses gommes calcifiées du foie
avec cirrhose syphilitique secondaire, induration diffuse
et formation de gommes dans le foie du nouveau-né
atteint de syphilis héréditaire, prolifération du tissu
conjonctif des espaces porte dans le foie du nouveau-
né atteint de syphilis hépatique, induration diffuse du
foie du nouveau-né atteint de syphilis hépatique, *de*

syphilis du testicule : orchite gommeuse ; enfin une coupe faite dans une ostéochondrite d'une épiphyse costale dans la syphilis héréditaire. L'auteur ne mentionne nulle part dans la description de toutes ces lésions, la présence de cellules géantes et aucune des reproductions de ces coupes n'en figure une seule.

Nous avons recherché dans les collections que nous avons eues à notre disposition toutes les lésions tertiaires de la syphilis que nous avons pu y trouver. Nous avons commencé par éliminer comme suspectes au point de vue étiologique toutes les préparations diagnostiquées gommes et ayant évolué chez des malades présentant des lésions tuberculeuses. Le cas suivant est le prototype des cas éliminés :

Dans une autopsie que nous avons faite avec M. Tripier, nous avons trouvé en examinant le cœur d'un sujet qui était mort d'une péricardite tuberculeuse, une nodosité dure dans l'intérieur de la paroi ventriculaire. A la coupe macroscopique, cette nodosité avait toutes les apparences d'une gomme. Mais sur les préparations histologiques, on constata que l'on avait affaire à une lésion d'origine manifestement tuberculeuse ; au milieu de masses caséeuses, on voyait des cellules épithélioïdes et des cellules géantes typiques, ces dernières en très grand nombre. Ce fait joint à la présence chez ce malade d'une grosse lésion tuberculeuse, a amené M. Tripier à rejeter l'idée d'une gomme et à considérer cette production comme un tubercule du cœur.

Nous avons pu examiner deux gommes sous-cutanées trois syphilomes, cinq gommes du testicule, une gom-

me de l'amygdale, trois placentas syphilitiques, sept
gommes du foie, une gomme du cœur, deux gommes
du poumon, une gomme de la rate, deux endartérites
syphilitiques de la sylvienne, trois pneumonies blanches.
un thymus d'enfant syphilitique, soit en tout trente et
un accidents différents. Nos préparations étaient colorées
au picro-carmin, quelques-unes seulement au bleu
polychrome de Unna et à l'éosine hématoxiline.

Nous avons constaté que, quel que soit le point de
l'organisme où elles se développent, les gommes présentent toujours à peu près la même structure histologique. Elles sont essentiellement constituées par des
amas considérables de petites cellules embryonnaires.
Ces cellules qui sont accolées les unes aux autres sans
aucune interposition de substance fondamentale sont
tellement serrées les unes contre les autres qu'elles
arrivent à se déformer par pression réciproque. Toutes
ces cellules que nous avons désignées sous le nom
d'éléments embryonnaires ne seraient pas semblables.
Certains auteurs, et Unna en particulier, se sont attachés
à différencier ces cellules : cellules épithélioïdes, cellules
lymphatiques, cellules plasmatiques. Nous nous sommes attachés à rechercher au milieu de toutes ces
cellules des cellules géantes : jamais nous n'en avons
vu. D'ailleurs, nous pouvons dire qu'ici comme dans le
chancre l'abondance et la densité de l'infiltration embryonnaire ne doivent pas pouvoir permettre le développement d'éléments cellulaires aussi larges que des
cellules géantes.

Les cellules embryonnaires affectent souvent une
disposition que nous avons déjà décrite comme très

remarquable dans les petites papules : la disposition en amas autour des vaisseaux. Dans ces cas on les voit s'accumuler autour d'un capillaire, qui n'est pas généralement le centre exact de la production et lui former comme un manchon prédominant sur un des côtés. Dans ces points non plus, nous n'avons pas trouvé de cellules géantes.

Quelquefois aussi on les rencontre en petits amas microscopiques. Ces amas sont isolés les uns des autres et sont constitués par un nombre relativement restreint de cellules : ces formations ont reçu le nom de gommes microscopiques. Ces dernières peuvent confluer, se réunir en amas plus importants. Dans ces cas, on constate, presque toujours, un début de caséification centrale et une réaction conjonctive périphérique : c'est la gomme miliaire qui ne diffère histologiquement des grosses gommes que par son volume moindre.

La gomme se réduit quelquefois à cette simple infiltration de cellules embryonnaires. Mais presque constamment, autour de ces foyers d'infiltration embryonnaire, on peut constater une réaction vive du tissu conjonctif. Au début on voit se former des nappes fibreuses jeunes, constituées par de minces fibrilles s'entre-croisant dans tous les sens sans aucun ordre. Puis, petit à petit, ces nappes s'organisent et se transforment en larges bandes de faisceaux connectifs adultes. Cette formation de tissu de sclérose aboutit à l'enkystement de la production et n'est pas sans jouer un rôle dans sa caséification.

En effet, la gomme abandonnée à elle-même évolue spontanément vers la caséification. On voit alors à la place de l'infiltration embryonnaire que nous avons décrite une nappe de subtance granuleuse dépourvue de toute structure. Cette nappe est formée par les cellules embryonnaires qui ont été frappées de nécrobiose. Il est absolument impossible de distinguer dans ce magma les contours et les noyaux des cellules; les matières colorantes ne sont plus fixées et la production caséifiée prend, sur les coupes colorées au picro-carmin, une teinte jaune sale.

Etant donné l'analogie de structure entre les gommes arrivées à ce stade de leur évolution et les tubercules en voie de ramollissement, il aurait été, en somme, assez naturel de rencontrer des cellules géantes dans les premières comme on en trouve dans les seconds. Nous les avons donc recherchées là où on les trouve généralement dans les lésions tuberculeuses : autour des amas caséeux et autour des bandes de sclérose réactionnelle qui entourent les gommes et que nous avons décrites plus haut. Jamais nous n'en avons vu dans dans ces points et jamais nous n'avons vu d'éléments cellulaires ou autres qui auraient pu être pris pour des cellules géantes.

Les lésions des vaisseaux sont considérables. Au pourtour de la production, on voit leur tunique externe hypertrophiée, fibreuse et infiltrée d'un assez grand nombre de cellules embryonnaires. Leur tunique interne est tuméfiée et les cellules de l'endothélium prolifèrent abondamment. Ces formations amènent un rétrécissement considérable dans la lumière du vaisseau et peuvent même aller jusqu'à l'oblitération complète. Dans l'intérieur de la gomme, les vaisseaux semblent encore quelquefois être perméables au sang; mais un grand nombre d'entre eux apparaissent complètement remplis de caillots fibrineux emprisonnant dans leurs mailles de petites cellules rondes. Presque tous, d'ailleurs, sont frappés de nécrose ainsi que le tissu qui les entoure et qu'ils sont chargés d'irriguer.

On a beaucoup discuté sur les liens qui existent entre la dégénérescence caséeuse de la gomme et les altérations des vaisseaux. Cornil admet que l'infiltration embryonnaire est tellement intense que les cellules ne peuvent être suffisamment nourries, d'autant plus que leur masse comprimant les capillaires amène le rétrécissement, puis la disparition d'un grand nombre d'entre eux. D'autres admettent l'action du virus syphilitique qui frapperait directement de nécrose les éléments cellulaires. Pour d'autres enfin, et cette opinion est celle de M. Tripier, la caséification est consécutive aux altérations des vaisseaux et aux troubles circulatoires qui en résultent.

Il nous reste à parler des gommes du cerveau, que nous avons voulu étudier à part, car elles nous semblent avoir été mal interprétées et presque toujours confondues avec des tubercules. Nous ne pouvons pas produire sur cette question de faits personnels, car il nous a été impossible de nous procurer une seule de ces lésions, mais nous rapporterons deux observations très intéressantes, parce qu'elles se complètent bien l'une l'autre.

Un malade syphilitique meurt dans le service de M. le professeur Lépine, avec le diagnostic de tumeur du cervelet. On avait songé à une gomme. A l'au-

topsie, nous constatons la présence dans le lobe droit
du cervelet d'une nodosité grosse comme une noi-
sette, assez dure, de couleur jaune gris sur la coupe.
Les préparations histologiques montrent autour de
nombreux îlots caséeux une grande quantité de grosses cellules géantes. Mais ce malade était un tuberculeux avancé : la lésion fut considérée par M. Tripier
comme un tubercule.

Le second cas que nous voulons signaler nous a été
communiqué par M. le professeur Audry. Sur les coupes d'une tumeur cérébrale diagnostiquée cliniquement gomme, il trouva des cellules géantes typiques
en très grand nombre. Ayant alors mis en doute la
nature syphilitique de cette lésion et pensé à la possi-
bilité de la tuberculose, il fit rechercher les bacilles de
Koch dans les préparations. Cette recherche faite par
M. le professeur agrégé Rispal fut positive ; cette pré-
tendue gomme avec cellules géantes n'était qu'un vul-
gaire tubercule.

Cette recherche des bacilles peut, bien souvent, être
fort difficile et être négative alors même que la pièce
soumise à l'examen est bien un tubercule. On devra
alors, pour éviter cette cause d'erreur, opérer de la façon
suivante : la gomme devra être enlevée avec toutes
les précautions antiseptiques possibles ; puis elle sera
coupée en deux ; une des deux portions sera conservée
pour l'examen histologique et l'autre sera inoculée à
un cobaye. Les observateurs qui feront ces expériences
ne devront considérer, à l'avenir, comme gommes
syphilitiques que celles dont l'inoculation sera restée
négative ; seules les préparations contenant des cel-

lules géantes faites avec de telles pièces seront consi-
dérées comme démonstratives.

En résumé, dans tous les cas que nous avons examinés, et après nous être entouré des précautions
que nous avons exposées, jamais nous n'avons vu
de cellules géantes. Elles sont donc, si elles existent,
un élément extraordinairement rare, un élément d'exception. Dès lors, si on se rappelle que c'est surtout
dans les gommes des poumons que les auteurs ont vu
des cellules géantes (Letulle et Malassez), si on se rappelle avec quelle facilité cet organe devient la proie de
la tuberculose, il est permis de se demander s'il n'y
aurait pas lieu d'admettre, en la restreignant cependant,
l'opinion de quelques auteurs qui ont considéré la
gomme comme une tuberculose locale developpée chez
un syphilitique, et si cette supposition ne serait pas
une réalité, mais dans les cas seulement où l'examen
histologique a relevé des cellules géantes.

Il est donc essentiel, pour les observateurs qui reprendront la question, d'éviter la confusion des gommes et
des tubercules ; c'est pourquoi ils devront toujours
pratiquer, dans ces cas, des inoculations en séries qui,
seules, permettront d'éliminer cette cause d'erreur.

CONCLUSIONS

I. Les auteurs n'étant pas d'accord sur la présence ou l'absence des cellules géantes dans les diverses manifestations de la syphilis, nous avons cherché à obtenir des données précises sur ce point.

II. Nous avons recueilli et examiné cent-trente-deux pièces, quarante-huit chancres, cinq macules, six plaques muqueuses, trente-six papules, un pemphigus du nouveau-né, cinq ganglions syphilitiques et trente et un accidents tertiaires.

III. Jamais nous n'avons vu de cellules géantes dans le chancre, les roséoles. les plaques muqueuses, le pemphigus, les ganglions syphilitiques et les accidents tertiaires.

IV. Une seule fois il nous a été donné d'en constater dans une papule.

V. En présence de cette exception et en nous basant sur quelques faits de coexistence de la tuberculose avec des manifestations syphilitiques, il nous semble que la même coexistence peut être invoquée dans ce cas.

VI. Tout au moins devra-t-on à l'avenir faire des inoculations pour savoir exactement si, dans ces cas, il s'agit ou non de tuberculose.

VII. Jusqu'à ce que des faits absolument probants aient été produits, nous devons conclure de nos examens et des faits analysés que les cellules géantes font défaut dans les diverses manifestations de la syphilis.

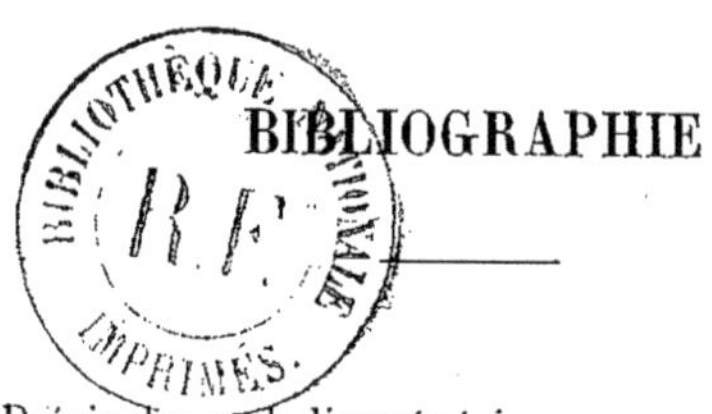

BIBLIOGRAPHIE

Audry, Précis des maladies vénériennes.

Bard, Précis d'anatomie pathologique, 1899.

Basset, Étude sur les gommes sous-cutanées (th. Paris, 1884).

Cornil, Leçons sur la syphilis, 1879.

Coyne, Précis d'anatomie pathologique, 1894.

Durck, Atlas manuel d'histologie pathologique (traduction par Gouget, 1902).

Fournier, Traité de la syphilis, 1898.

Hallopeau, Traité de dermatologie, 1900.

Himmel, Annales de dermatologie et de syphiligraphie (août-sept. 1901, p. 784).

Hudelo, Syphilis du foie héréditaire, précoce et tardive (th. Paris, 1890).

Israel, Anatomie pathologique (traduction par Letulle, 1891).

Lancereaux, Anatomie pathologique, 1877-1879.

Leloir, Journal des maladies cutanées 1891, p. 475.

Letulle, Anatomie pathologique, 1897.

Lesser, Traité des affections cutanées (Traduction par Bayet, 1891.

Marfan et Toupet, Annales de dermatologie. 1890, p. 637.

Mauriac, Syphilis primitive, secondaire et tertiaire, 1890.

Rindfleisch, Anatomie pathologique (traduction par Gross, 1888).

Unna, Histopathologie der Hautkrankheiten.

Ziegler, Anatomie pathologique, 1892.

TABLE DES MATIÈRES

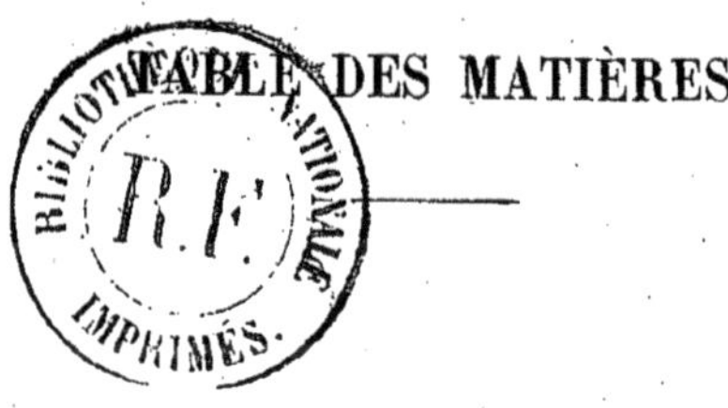

Lyon. — Imp. A. REY, 4, rue Gentil. — 28565